Docteur A. LAMARQUE

CHOSES D'HYDROLOGIE

LETTRE AU DR BAQUÉ

Directeur-Gérant de la « Presse Thermale »

en réponse à sa " rectification "

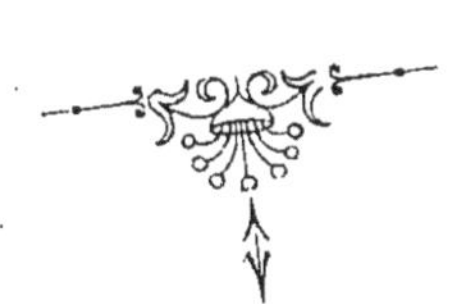

PARIS
IMPRIMERIE A. RASQUIN
47, RUE DES SAINTS-PÈRES, 47

—

1905

CHOSES D'HYDROLOGIE

LETTRE AU DOCTEUR BAQUÉ

Directeur-Gérant de la « Presse Thermale »

en réponse à sa " rectificati[on "]

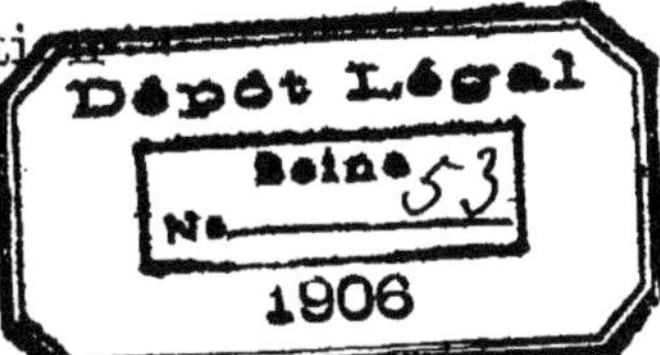

Mon cher Confrère,

Vous avez, le mois dernier, en première page de la "Presse Thermale" et sous le titre de « *Rectification importante* », signé comme Directeur, à l'adresse de mon article, « le V. E. M. à Cauterets en 1900 », un désaveu dont je n'accepte ni le fond ni la forme, et contre lequel je nous dois, à la liberté de critique et à moi, de protester dans votre journal même (1) et en sa première page. Bien que je ne garde aucune amertume, surtout après le regret que vous m'en avez exprimé, de ce que votre désaveu contient de désobligeant pour un collaborateur et un ami de votre journal, vous comprendrez que, comme vous avez eu vos raisons de rectifier, j'ai les miennes de rectifier à mon tour.

La moindre de mes raisons, mais qui tout de même mérite considération, est l'opinion peu favorable que votre désaveu aura donnée de moi aux adhérents du V. E. M., et à vos autres lecteurs. Il n'est pas douteux que « *vos regrets profonds de l'insertion de mon article,* » « *que tous vos regrets que la publicité ait été accordée à cet article pendant votre absence,* » les auront, malgré l'absence de preuves, convaincus que j'ai réellement commis « *l'attaque directe... au V. E. M. dont ses organisateurs peuvent à bon droit, avoir été blessés.* Et comme le V. E. M. est « *une de nos belles organisations françaises qui mérite les éloges de tous et la gratitude des médecins des eaux thermales,* » je vous cite sans vous contredire, notez-le, comme il est « *l'œuvre grandiose de M. le Pr Landouzy, de M. Carron de la Carrière et autres collaborateurs,* et comme encore « *on serait injuste et ingrat en attaquant une si belle œuvre,* » je vous laisse à penser en quelle estime ils doivent me tenir et si je puis être satisfait de la façon dont vous m'avez fait connaître d'eux.

(1) Cette lettre s'est vu refuser son insertion dans la " Presse Thermale" parce que sa longueur dépassait celle de mon premier article « le V. E. M. à Cauterets en 1900 ».

Cette exécution sans aucune forme de courtoisie et de procès à laquelle j'étais loin de m'attendre, m'a tout d'abord surpris, et troublé dans ma conscience d'auteur. J'ai craint de m'être, à mon insu, rendu coupable de « *l'attaque directe* ». C'est pourquoi j'ai relu mon article, j'en ai pesé chaque mot, et me défiant de mon jugement dans une question où j'étais partie, je l'ai fait lire. Je vous le dis en vérité, l'examen le plus minutieux et le plus impartial n'a pu y faire découvrir l'ombre même d'une attaque directe ou indirecte contre le V. E. M., et j'ajoute que pas plus d'intention que de fait, je n'ai péché contre lui. — Mon article contient tout simplement une critique du système de conférences adopté par le V. E. M., et une critique de la conférence de 1900 sur Cauterets, toutes deux aussi courtoises que légitimes, comme je vais le prouver, mais dont l'initiative et la libre expression par le chétif que je suis, ont paru à quelques confrères adorateurs plus zélés du Maître que du V. E. M., une hardiesse, une témérité dont il fallait me châtier. Votre qualité de directeur-gérant de la "Presse Thermale" vous désignait d'autant plus à leur choix pour le rôle de justicier, qu'ayant vous-même à racheter l'insertion d'un article délictueux, ils pensaient bien que vous sauriez profiter de l'occasion qui vous était offerte d'achever, en me frappant, le rachat d'une faute dont vous étiez déjà à moitié absous par vos regrets. Vous avez eu à cœur de reconnaître une attention aussi aimable. En même temps qu'elle est pour moi un acte de parfaite discourtoisie, votre rectification est pour eux un acte très humble et très solennel de soumission et de contrition parfaites. Malheureusement pour vous, elle est aussi injuste qu'inutile, et au contraire de mon article qui ne blesse rien ni personne, elle me désoblige, comme je viens de le dire, et ce qui est autrement grave, elle méconnaît et elle offense la liberté d'écrire et la liberté de critique, ainsi qu'il va m'être facile de le prouver.

Autant que les vôtres, mon cher Confrère, « *mes éloges* » « *et ma gratitude de médecin d'eaux thermales* » sont acquis à toute œuvre, de quelque nom qu'elle se nomme, quels qu'en soient les organisations en collaboration, qui ait pour *but* « *la connaissance et par suite le relèvement de nos eaux françaises* ». Mais mon admiration reconnaissante pour son objet, l'éclat de ses collaborateurs et organisateurs, mon obscurité, ni aucune autre raison ne sauraient m'aveugler sur ses côtés défectueux ni m'empêcher de les critiquer,

Elles ne sauraient non plus m'empêcher de voir et de signaler, à côté du danger couru par l'œuvre elle-même, celui qu'y court notre prestige de médecin hydrologue, — prestige que dans ma fière conviction d'être les praticiens, d'aucuns diraient les spécialistes de la première des médications générales, je voudrais, au contraire, voir grandir près du public et près de beaucoup de nos confrères. C'est pourquoi, sans toucher à *l'objet* du V. E. M., *lequel* est vraiment au-dessus de toute attaque et de toute critique, sans toucher à ses organisateurs et collaborateurs que je ne connais pas et dont la personnalité n'a d'ailleurs rien à y voir, en étant distincte et ne lui étant pas indispensable, je me suis reconnu tout ensemble le droit et le devoir de critiquer, dans son intérêt même, un des moyens qu'il emploie pour atteindre son but, qui nous regarde de plus près, son système de conférences par un seul. J'ai critiqué ce système parce que je le considère comme insuffisant, quel que soit le conférencier, et parce que le conférencier actuel en fait une arme à deux tranchants, à cause de l'autorité très grande et du caractère très personnel dont il marque et impose ses paroles aux profanes, incapables d'y discerner la vérité de l'erreur, et d'autant plus autorisés à y croire, qu'ils peuvent voir des stations et des médecins de stations en illustrer leur réclame et en appuyer leurs travaux. J'aurais encore pu critiquer ce système pour ce que son usage exclusif par un étranger à notre pratique hydrominérale est peu fait pour élever le médecin hydrologue dans l'estime scientifique du public et de beaucoup de nos confrères, de quelques fleurs de rhétorique que le conférencier pare ses victimes aux heures officielles.

Ma critique de la conférence de Cauterets n'est pas moins légitime. La reconnaissance que je garde à cette chère station pour la santé qu'elle m'a rendue avec tant d'éclat, il y a plus de vingt ans, comme en aurait pu en témoigner mon regretté Maître Apostoli, qui m'y envoya, comme en peut témoigner mon autre Maître, le Dr Robert à qui Apostoli m'y adressa et qui m'en appliqua les ressources avec un sens clinique que j'ai apprécié depuis, avec un dévouement dont je me souviendrai toujours et avec une affection qu'il sait que je lui rends, — la reconnaissance que je lui ai pour le bien qu'elle m'a permis et qu'elle me permet de faire, la notion que j'en dois à mon observation et à une pratique de quinze saisons, et par suite mon désir de voir, dans son intérêt, qui est celui des malades, sa renommée égaler ses vertus, sont autant de motifs qui m'ont créé le droit et le devoir de critiquer, les jugeant insuffisantes et incomplètes, la conception du conférencier, sa conférence de 1900, et de signaler peu avant sa conférence de 1905, pour lui permettre de les réparer, certaines omissions et erreurs dont je considérais, pour les raisons que j'ai dites, la publicité et la diffusion dommageables à Cauterets et aux malades. Dans ces deux critiques et dans les raisons de les avoir exprimées, dans leur fond et dans leur forme, où donc trouver une ombre d'attaque et même une intention d'offense contre le V. E. M. ?

J'ai été d'autant plus surpris que vous y en ayez vu ou que vous vous soyez fait l'écho de l'accusation qui en a été portée contre moi, que je vous avais exprimé des sentiments contraires à ceux qu'on m'a prêtés. Quand vous vîntes, en Mai, me proposer de collaborer à la "Presse Thermale" que vous veniez de fonder, je vous félicitai de votre création, regardant un journal comme un des plus puissants moyens d'aider à la connaissance et au succès de l'héroïque médication générale curative et préventive qu'est une saison dans les stations et les cas appropriés, j'essayai surtout de vous dire tout le bien que je pensais de cette médication. Et pour gage de la sincérité et de la légitimité de ma foi en elle, je me citai comme un des exemples les plus probants et les plus durables de son excellence, et je me réclamai de mes quinze saisons de pratique. Je vous dis alors tout cela, — ce furent, je le vois, paroles perdues, — pour vous assurer du dévouement réfléchi et motivé que je donnerais à votre journal et du concours sincère que je lui apporterais dans sa défense des intérêts de la médicatiou qui m'est chère entre toutes, la saison, et de la station que j'aime le plus, Cauterets.

Ce qui m'a surpris encore plus que l'oubli très naturel d'une conversation lointaine, ce sont « *tous vos regrets que la publicité ait été accordée à mon article pendant votre absence.* » Si j'en sais exprimer clairement le sens un peu voilé, votre phrase signifie que mon article n'a dû son insertion qu'à votre absence de Paris, laquelle l'a sauvé de votre censure et de votre *veto*. Avec cette absence pour raison et pour excuse, vous pensiez atténuer et même dégager votre responsabilité de l'insertion d'un article reproché comme délictueux et reconnu par vous comme tel, et ainsi rentrer en grâce près de confrères dont l'amitié peut être un bienfait pour votre journal et pour vous. Je le regrette pour votre justification, mais je dois à mon malheureux article lassé de votre poursuite, de dire comment son insertion a eu lieu. Il n'a pris, pour arriver à votre journal, aucune voie de mystère et de surprise, il n'a pas davantage profité de votre absence pour s'y introdnire. et son insertion n'a été ni une grâce ni une aumône qu'il ait sollicitées : *il y est arrivé par vos soins et par vous* à qui je l'avais directement adressé de Cauterets à Luchon vers le 15 août. Vous l'avez reçu et sans doute transmis, puisqu'en m'annonçant le 18 qu'il serait inséré dans le numéro du 25, vous m'offriez aimablement de me faire bénéficier de vos prix de faveur pour le tirage que j'en pourrais vouloir faire.

D'autre part, vous oubliez que son absence des bureaux du journal n'innocente pas le gérant. En les quittant, il n'y laisse pas sa responsabilité ; il l'emporte partout comme une robe de Nessus, et son journal est le rocher de Sisyphe qu'il est condamné à rouler toujours, et souvent sur des pentes moins douces que celles de votre belle vallée du Lys. Il s'ensuit encore que quelque effort que vous ayez fait de vous séparer de votre collaborateur dans cet incident, vous lui êtes resté indissolublement uni, et que tout le déluge de septembre qui depuis des années se néglige vraiment ne nous aura pas purifiés près des rigoristes du V. E. M., moi de mon article et vous de son insertion.

Au fond, la vérité vraie dans tout ceci, — si elle n'est pas que vous ayez lu mon article et que vous n'y ayez rien trouvé de répréhensible, comme semblerait l'indiquer la demande que vous m'avez faite, le 23 Août, d'un compte-rendu du passage du V. E. M. à Cauterets et de la deuxième conférence, — la vérité, telle qu'elle me paraît ressortir de votre rectification même, est que surpris et troublé, lorsqu'il vous a été reproché comme délictueux, de la responsabilité dont vous chargeait son insertion dans votre journal, vous en avez, sans plus de réflexion, uniquement soucieux d'apaiser les mécontents et de ne pas vous commettre avec eux, écrit le désaveu très humble, très solennel, mais désobligeant pour moi, mais aussi injuste qu'inutile, je l'ai prouvé, — et ce qui me reste à dire, ce qui est la première et la grande raison de cet article, offensant pour la liberté de critique, laquelle est aussi différente de l'attaque que la nuit l'est du jour, et dont nous devons tous, du plus illustre au plus humble, toujours être les servants amoureux et jaloux. Aucun motif d'agrément et d'intérêt ne peut et ne doit nous quitter du respect que nous devons garder de cette liberté, et c'est s'honorer que la reconnaître à tous et la respecter chez tous. Le plus humble d'entre nous a le droit de parler, d'écrire, d'imprimer contre le plus illustre, quand il prend le bon sens pour guide, le bon sens, notre Maître à tous, qui ne s'acquérant pas dans les concours, habite la plaine autant que les hauts sommets. A votre place, et en même circonstance, d'autres que je connais auraient répondu que ne trouvant pas dans l'article incriminé, l'attaque qu'on y reprochait, ils la désavouaient pourtant, si elle y existait, et qu'ils offraient leur journal pour discuter et faire la lumière.

Cette conduite sage, en vous dispensant de prendre injustement parti pour quelques confrères attardés dans des cultes surannés, vous eût évité de commettre une offense que je vous souhaite de regretter. C'est pour cette offense et parce que je ne saurais m'asservir à aucune opinion ni à aucune dévotion de commande, que je vous ai demandé par lettres des 18 et 22 septembre, de faire disparaître mon nom de la liste de vos collaborateurs. Ce faisant, j'ai eu conscience d'aller au-devant de votre désir et de celui de confrères que mon départ de votre journal contentera plus que les meilleures raisons. La certitude de leur être agréable et de vous être utile m'a fait, bien que non coupable, sacrifier volontiers ma collaboration sur l'autel de la « Presse Thermale », et le plus pauvre écrivain du monde ne pouvant donner que ce qu'il a, j'y dépose en offrande et en souvenir de ce que fut une fois votre journal pour la liberté de critique, la plume qui a commis l'affreux article « le V. E. M. à Cauterets en 1900 ». Délesté d'un nom qui aurait pu gêner son essor dans certains milieux, puisse-t-il aider glorieusement à la prospérité de nos stations françaises que personne ne désire plus que moi, et lui-même arriver avec elles et par elles, au succès ! C'est la destinée que je lui souhaite sincèrement.

Au risque d'être indiscret, je reviendrai sur ce qui a été l'incident ou un des incidents du V. E. M. de 1905. Car si profondément insignifiant qu'il soit, on lui a donné une importance héroï-comique telle qu'un des jours gris et maussades de cet hiver qui nous en promet hélas ! beaucoup, où j'aurai besoin, pour combattre un accès de *spleen*, d'évoquer quelque souvenir divertissant, j'en veux écrire, à cause de son insignifiance même, l'histoire héroï-comique complète, à l'intention de ceux qui l'ont vécu et pour certaine moralité qu'il contient.

En attendant, mon cher confrère, permettez-moi,

pour notre défense, et pour le profit que vous pouvez en tirer comme directeur de journal, de vous signaler un article, de lecture aussi agréable qu'utile « le V.E.M. à Bagnères-de-Bigorre » paru dans le numéro du 17 Septembre du Journal de Médecine de Bordeaux, qu'au moment de quitter Cauterets, j'ai reçu de son auteur que je tiens à remercier ici de l'amabilité et du plaisir qu'il m'a faits. J'ai été heureux, surtout après le *tolle* et la rectification qu'elle m'avait valus, de voir le Dr A. Coriveaud reprendre, à l'occasion de sa critique de la conférence du Pr Landouzy sur Bagnères-de-Bigorre et développer en termes choisis dont vous apprécierez toute la courtoisie et toute la franchise, l'opinion même que je n'avais fait qu'énoncer sur les inconvénients et sur l'insuffisance du système de conférence par un seul. Notre très distingué confrère de Blaye estime que c'est la « *méthode adoptée par le V.E.M. qui* « *est seule coupable de l'opinion en contradiction aussi* « *formelle avec la réalité des faits, émise par le Pr Lan-* « *douzy sur Bagnères-de-Bigorre* », — et il ajoute : « *Quelles que soient sa science et sa puissance de travail,* « *il est impossible à un seul homme de s'encadrer dans* « *la mémoire toutes les indications particulières, avec la* « *variété infinie des ressources que recèle chacune des* « *stations balnéaires de France.* » — *Si le V.E.M. veut* « *continuer, en l'élargissant encore, sa campagne patrio-* « *tique, complétant ainsi l'œuvre parallèle des congrès de* « *climatologie fondés et dirigés par Huchard, il faudrait* « *apporter une modification radicale à l'organisation de ces* « *voyages. Tout en conservant au professeur Landouzy son* « *rôle de directeur général, il me paraît et il paraît à* « *beaucoup d'autres confrères, que le résultat de ces tour-* « *nées scientifiques serait beaucoup plus fructueux pour* « *tout le monde, si l'un ou plusieurs des médecins de* « *chaque station étaient chargés de faire sur les lieux* « *mêmes, l'exposé de leurs indications respectives. Après* « *quoi, M. le Professeur Landouzy groupant en un seul* « *faisceau les enseignements recueillis dans chaque station* « *visitée, pourrait exercer en une conférence magistrale* « *ses rares facultés de compréhension et d'exposition, et* « *son éloquence pittoresque.* »

Ma satisfaction de me trouver en communion d'idées avec un confrère que je ne connaissais que par de ses ouvrages, et ma joie reconnaissante du secours précieux et du réconfort que son article m'apportait, n'ont pas été tout d'abord sans mélange. Si pour le simple énoncé d'une critique de l'organisation du V. E. M., j'avais encouru les rigueurs de quelques-uns de ses adhérents et l'anathème du directeur de la « Presse Thermale », quelle peine plus terrible, pensais-je, mon malheureux confrère n'allait-il pas subir pour avoir développé cette même critique et pour l'avoir aggravée d'une consultation ! - Et mon imagination hantée des plus noirs pressentiments me le montrait souffrant toute l'horreur d'un martyre dont la gloire ne me touchait plus du tout, assiégé dans Blaye par les croisés mécontents du V. E. M., renié *Urbi et Orbi* par le directeur de son journal, et après un procès auquel je préférais mon exécution, condamné, comme l'Autre, à boire la ciguë. En traversant, pour rentrer à Paris, les régions qu'il habite, ce fut avec un sentiment de tristesse profonde comme vos regrets, que je prêtai l'oreille à tous les échos, que je scrutai tous les horizons, dans l'anxiété d'entendre et de voir ce que je redoutais. Grâces au Ciel qui ne laisse pas toujours frapper l'innocent, rien n'est arrivé de ce que je craignais. Loin, comme près, je n'ai vu que des plaines de vignes vertes, d'un calme infini. Je n'ai entendu que des chants d'allégresse monter de ces plaines où une armée pacifique vendangeait, préparant à mon confrère une autre boisson que la ciguë. Et enfin voici plus d'un mois écoulé, sans qu'il ait été renié. D'où remerciant le Ciel, je conclus que la dislocation du V. E. M. a désarmé les mécontents, au moins jusqu'au voyage de 1910, — d'ici-là que de choses !...., et que le Directeur du Journal de Médecine de Bordeaux a de la liberté d'écrire et de la liberté de critique une autre idée que le Directeur de la « Presse Thermale ».

Veuillez, mon cher confrère, garder l'assurance de mes meilleurs sentiments confraternels.

Paris, le 28 Octobre 1905.

DOCTEUR A. LAMARQUE,

Ancien stagiaire de l'Académie de Médecine aux Eaux Minérales
Lauréat de l'Académie de Médecine (Prix d'Hydrologie)
Médecin consultant à Cauterets.

Il n'a pas entièrement dépendu de moi que cette réponse n'ait paru plus tôt, comme l'eussent désiré quelques amis impatients de me voir rectifier « la rectification ». Mon départ de Cauterets, et ici d'autres soins et occupations que Dieu m'eût épargnés, s'il m'eût fait comme à d'autres, des loisirs après ma saison, l'ont ajournée. Arrivé un jour trop tard pour paraître régulièrement dans le numéro pour lequel il était annoncé, mon article n'aurait dû son insertion qu'à une faveur qui d'ailleurs ne m'était pas assurée, et dont je n'aurais pas voulu. Au surplus, je n'ai personnellement aucun regret de son ajournement. Un peu plus tôt, un peu plus tard, il n'en sera pas moins, ce qu'il se propose d'être, une petite page instructive dans l'histoire du V. E. M. Je me félicite même d'avoir mis entre ma soif de vengeance et l'instant de l'assouvir !! l'intervalle de plusieurs nuits, observant ainsi et de combien plus, certain sage précepte que j'ai appris enfant, et que je me suis toujours bien trouvé d'avoir suivi.

www.ingramcontent.com/pod-product-compliance
Ingram Content Group UK Ltd.
Pitfield, Milton Keynes, MK11 3LW, UK
UKHW020553230726
13925UKWH00006B/2571